AF313664

APOLOGIE

DES

EAUX DE SPA,

PAR

MATTHIEU NESSEL,
Docteur en Medecine,

Fils d'EDMOND NESSEL,
aussi Docteur en Medecine.

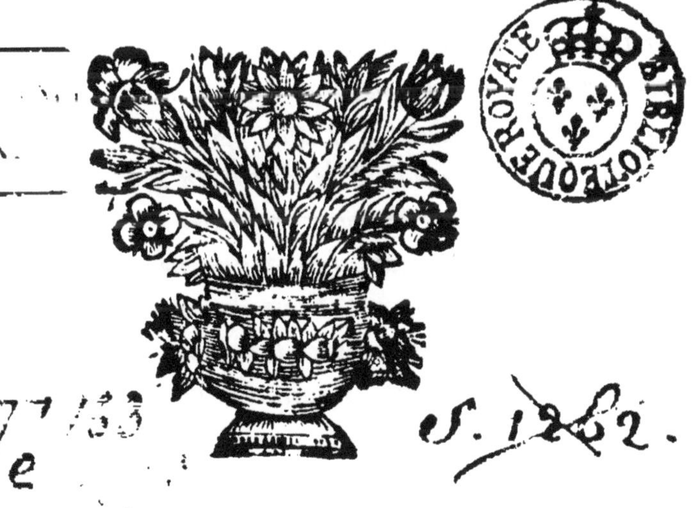

À LIEGE,

Chez JEAN-FRANÇOIS DE MILST,
Imprimeur de S. A. S. E. 1713.

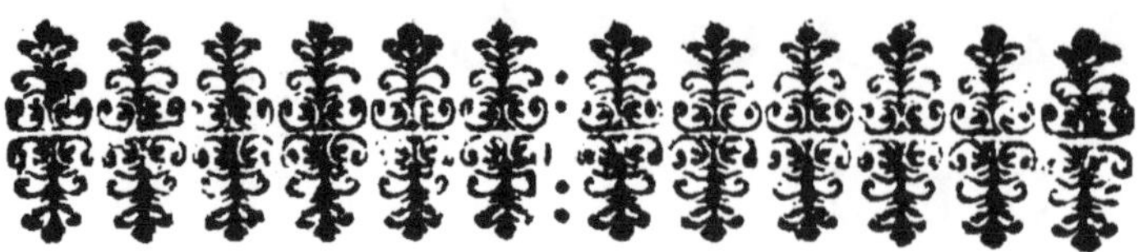

AVIS
AU LECTEUR.

JE ne me flate pas que ce petit Traité vous
plaira; quelques années que j'ay de pratique ne suffisent pas pour vous avoir pré-
venu en ma faveur, ce qui pourtant est le
plus necessaire à un Ecrivain, qui souhaite que
ses Ecrits soient lûs: on méprise souvent les bons
Autheurs dont les noms ne sont pas connus, &
ce n'est souvent que la bonne opinion qu'on a
des autres, qui met leurs Ouvrages en reputa-
tion; aussi n'écris-je pas en qualité de Medecin,
puis que mon dessein n'est pas de vous instruire,
soit touchant la qualité des Eaux, soit touchant
le choix que vous devez faire de l'une ou de
l'autre, pour remedier aux maladies dont vous
pouvez être accablé, soit touchant la maniére &
le tems de les boire, après que tant d'autres en
ont ecrit assez amplement, & plus doctement
que je n'espererois de pouvoir faire; mais seulement de vous découvrir les écueils & les préci-
pices où vous coureriez, imprudemment, en ne

prennant pas de justes mesures pour boire les Eaux, telles qu'elles vous seront ordonnées par des Medecins que vous sçaurez en avoir une parfaite connoissance, & une longue & continuelle experience, puis que leurs vertus sont pour le moins autant fondées sur l'experience, que sur la raison : c'est-à-dire, qu'on peut les traiter en quelque façon, de remede empyrique, les divers mineraux qu'elles contiennent, ne nous étant pas toûjours, & peut-être jamais, tous connus; & que les mêmes eaux se faisant diverses routes dans les entrailles de la terre, participent tantôt plus, tantôt moins de ceux sur quels elles passent en differens tems. Si vous lisez ce petit Ecrit, peut-être ne vous plaira-t'il pas, par la prévention que vous aurez contre les veritez qu'il contient, seduit par les mauvaises raisons avancées par les Protecteurs des Eaux de Chevron, qui autorisées d'un faux cachet, & par des Imprimés & Affiches publiques, ont trompé les personnes trop credules, & les amateurs des nouveautez; c'est de quoi je me mettrai peu en peine, & m'en consolerai aisément, pour n'y avoir employé ni perdu beaucoup de tems, pour n'avoir gâté que très-peu de papier, & pour ne vous avoir pas ennuyé par une longue lecture. Si au contraire, la verité que j'ai l'honneur de vous y présenter, peut vous plaire, je m'estimerai trop heureux & trop payé du peu de tems que la charité m'a excité à employer pour le bien de mon prochain, pou l'avantage du Païs, & le soulagement des pauvres malades.

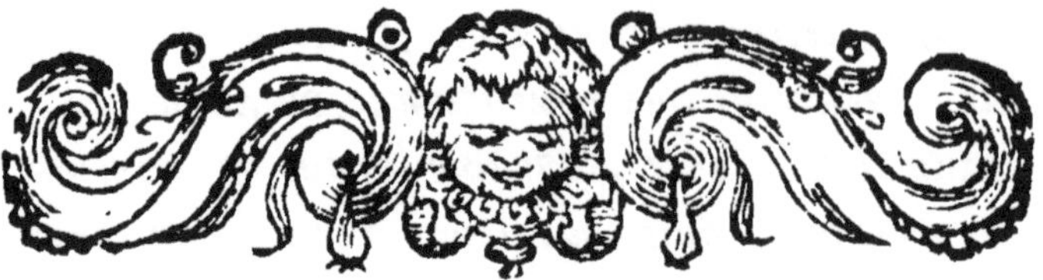

APOLOGIE

DES

EAUX DE SPA.

Es vertus admirables des Eaux de Spa, leurs effets tout-à-fait surprennans font si connus par une experience continuelle de plusieurs siécles, qu'elles se font fait connoître, & font aujourd'hui en usage dans les Païs fort éloignés. Les Anglois, qui connoissent le mieux les eaux martiales, pour être fort abondantes dans plusieurs de leurs Contrées, & chez qui fleurit la Medecine, autant qu'en aucun endroit du monde, regardent ces sources comme un don particulier du Seigneur.

On sçait cependant combien ils leur préferent les nôtres de Spa, par la grande quantité qu'ils en demandent chaque année, & combien de dépenses ils font, pour ne man-

quer pas d'un remede ſi précieux, & qui
ſurpaſſe de loin les effets de toutes leurs
ſources.

Ce ſont les experiences continuelles qu'ils
ont des bons effets d'un remede ſi ſimple &
ſi aiſé, qui en attire toûjours très-grand
nombre en tems de paix, & qui fait mépri-
ſer à beaucoup d'autres, les dangers de la
fatigue du voyage, pour venir en tems de
guerre, les boire ſur les lieux ; c'eſt-à-dire,
à la ſource, d'où ils ont toûjours ſujet de
retourner contens, chaque fois qu'ils les ont
bû par l'ordonnance des Medecins qui les
connoiſſent , & qui ſçavent la difference
qu'il y a de l'une à l'autre ; & que pendant
leur uſage, ils n'ont pas commis des deſordres capables de détruire les bons effets
qu'elles ſont accoûtumées de produire, ou
d'empêcher qu'on s'attende avec raiſon à
ceux qu'elles doivent produire dans la ſuite :
je dis dans la ſuite, puiſqu'elles ne profitent
pas ſeulement dans le tems de leur uſage,
mais encore long-tems après.

Quand je dirai qu'elles abſtergent, inci-
ſent & attenuent puiſſamment les humeurs
viſqueuſes, groſſiéres, terreſtres & melanco-
liques ; qu'elles ſont ſpecifiques dans les affe-
ctions hypocondriaques, qu'elles remedient
aux ulcéres des roignons & de la veſcie ;

qu'elles font très-ſpecifiques en pluſieurs maniéres contre les fleurs blanches des femmes; qu'elles ſont admirables dans les pâles couleurs, dans le ſcorbut, dans les cachexies, dans la ſterilité des femmes , provenante, ou d'une intemperie froide ou humide, ou d'une trop grande relaxation de la matrice, & autres parties ſervantes à la generation ; dans les obſtructions les p!us opiniâtres, même ſcirrheuſes, du foye , de la ratte, des glandes meſaraïques, & dans la gonorrhée ſimple, dans les ardeurs d'urine, dans les douleurs & divers autres ſymptômes des reins & de la veſcie, dans les diarrhées, dyſenteries, & autres flux de ventre, dans les hemorrhagies ſcorbutiques, dans le ſcorbut formel & autres ſymptômes de ce mal (autant à craindre qu'il eſt aujourd'hui à la mode) ce qu'a très-bien remarqué *Wedelius amœnit. med. lib.* 1. *ſect* 3. *cap.* 8., où il dit , *que les remedes martiaux* (entre quels les Eaux de Spa tiennent un haut rang *) ſont avec raiſon appellés la Panacée , ou le remede univerſel des hypocondriaques & des ſcorbutiques.* Dans les paſſions hyſteriques & autres convulſives, *voyez Junghen de convulſ. & Sydenham.* Dans le Cauchemar, témoin *Dolæus in Encyclop. lib.* 1. *cap.* 8. Dans les flux déreglés des femmes, dans la gravelle , dans la

jauniſſe, de quelque cauſe elle puiſſe prove-
nir, même de la pierre : touchant quoi on
peut voir Ludovic. Mercat. tom. 2. lib. 1.
pag 141 , où il dit, qu'*il y a en Flandres au
Pays de Liége, une fontaine, dont l'Eau par une
certitude & efficace incroyable, abſterge & mon-
difie les obſtructions cauſées par les humeurs ou
par les pierres, dans le mezentere, abdomen, les
reins, la veſcie, la matrice, le foye, &c.* Qu'elles ſont un grand préſervatif contre les catarrhes & un grand remede contre iceux ;
Qu'elles tuent toutes ſortes de vers dans le
corps, ainſi que tous autres inſectes, tels
qu'ils puiſſent être : Enfin, qu'elles remedient à la plûpart des maladies cutanées,
ſouvent même par le ſeul uſage externe.

Quand je dirai qu'elles guériſſent encore
très-grand nombre d'autres maladies fort
conſiderables, je ne dirai que ce que beaucoup d'autres ont dit & obſervé avant moi,
& dont on a vû, & l'on voit continuellement
quantité de très-belles experiences.

Bien plus, nous voyons tous les jours quantité de perſonnes atteintes de maladies, tout-
à-fait oppoſées entre-elles, ſe guerir par le
ſeul uſage de ces eaux. Il eſt averré qu'elles
ſont un des plus puiſſans remedes pour pro-
voquer les menſtrues : & une infinité d'experiences nous confirment qu'elles ne ſont

pas moins efficaces, pour les réprimer ou arrêter, lors qu'ils sont trop abondans ou immoderez.

Beaucoup de personnes, qui à raison d'une discrasie acide austere de la masse du sang, se trouvent presque toûjours constipées, y trouvent une Medecine aisée & agréable, qui détruisant la cause, leur rend la liberté du ventre ; pendant que d'autres, qui ont toûjours le ventre trop lâche, qui sont atteints de diarrhées & de disenteries inveterées, je veux dire de 3. & 4 ans & plus, se trouvent en fort peu de temps gueris ; les fibres de l'estomac & des intestins rafermies, & hors de danger d'une cachexie d'ailleurs inévitable.

Elles font en ranimant la chaleur naturelle, & les fermens des visceres, & procurant une grande liberté de circulation à la masse du sang, couler les hemorrhoïdes aux personnes à qui elles sont supprimées ou arrêtées au détriment de leur santé, & en moderent ou arrêtent le flux trop copieux ou immoderé qu'en souffrent d'autres.

Ces Eaux (sur tout la G. roolier) provoquent fort souvent pendant quelques jours, des vomissemens aux personnes remplies de viscositez, de glairs, de serositez, &c , & ce jusqu'à ce que les premieres voyes se trouvent

débarraſſées ; pendant que nous voyons qu'elles arrêtent ſubitement, & comme par mira-
cle, les vomiſſemens les plus inveterez &
deſeſperez des autres.

Il a été obſervé par tous ceux qui ont eu
la moindre connoiſſance de nos Eaux, qu'elles produiſent des effets ſurprennans dans les
Hydropiſies, en évacuant les eaux ordinairement par la voye des urines, & quelque-
fois par les ſelles ; pendant que par un effet
tout-à-fait oppoſé, elles reſſerrent & conſo-
lident les vaiſſeaux limphatiques trop dila-
tez, rompus ou rongez, d'où découloient les
humiditez, qui s'amaſſant dans quelque ca-
pacité du corps ou dans toute l'habitude, for-
moient cette maladie.

Perſonne n'ignore qu'elles ſoient un des
plus ſurs & des meilleurs remedes qu'il y
ait pour la gravelle, pourveu qu'on uſe des
précautions neceſſaires pendant leur uſage ;
& d'un autre côté, elles remedient [quoi
qu'elles ſoient diuretiques] à l'incontinence
d'urine & au diabete.

Mademoiſelle Courdaix, fille du Prélo-
cuteur de ce nom, ſe trouvant à Maſtricht
attaquée d'une Jauniſſe fort facheuſe avec tumeur dans l'hypocondre droit, ſe rendit ici,
où par le moyen des remedes que mon très-
honnoré Pere lui ordonna, elle en fut bien-

tôt remife, mais foit par un mauvais regime de vivre ou autrement, elle ne fut pas long-temps fans tomber dans une hydropifie afcite des plus formelles : comme la faifon étoit fort propre pour boire les Eaux, il les lui ordonna de la Fontaine de Geronfter, qui la delivrerent entierement & de l'hydropifie, & de la tumeur du Foye, en moins de 15 jours. On fçait cependant combien les hydropifies furvenantes à la jauniffe avec tumeur au foye, font difficiles & de longue haleine à guerir, quand on a le bonheur d'en échaper.

Madame la Marquife d'Eynfe fe rendit à Spa il y a deux ans, pour faire compagnie à Madame la Comteffe de Bornhem fon Amie intime. Cette Marquife avoit pendant quatre ans continuels épuifé le fçavoir de tous les Médecins qu'elle avoit pû confulter, pour fe guerir du vomiffement le plus opiniâtre; de forte que les croyant tous, pour ainfi dire, au bout de leur Latin, elle avoit pris la refolution de commettre uniquement & abfolument fon mal entre les mains de Dieu & de la nature, qui fait bien fouvent ce que les remedes n'ont pû faire, & qui en produiroit plus fouvent de plus grands, fi on la troubloit moins par des remedes ordonnez mal à propos, ou pris trop fouvent ou en trop grande quantité.

APOLOGIE

Mon Pere fut appellé pour Madame la Comteſſe, à qui ayant dit ſon ſentiment, il s'informa de la ſanté de Madame la Marquiſe, à qui, après avoir été informé de ſon mal, il perſuada de boire les Eaux de Geronſter, & fondé ſur grande quantité d'experiences de leur vertu en cas pareil, il l'aſſura poſitivement d'une prompte gueriſon.

La propoſition d'un remede ſi aiſé, dont elle n'avoit encore pas uſé, les experiences qu'on lui citoit, & l'occaſion de ſe trouver à la ſource, lui firent prendre la reſolution de les boire.

On aura, peut-être, de la peine à croire que le premier verre de cette Eau arrêta abſolument un vomiſſement ſi inveteré : cependant c'eſt la verité pure, & toutes les perſonnes qui ſe trouverent cette année à Spa, peuvent en rendre bon témoignage.

Cette Dame, qui eſt, ce mal à part, de la meilleure conſtitution du monde, ne ſçavoit à ſon arrivée ſe ſoutenir, ſa langueur & ſon grand abattement paroiſſoient dans ſes yeux, ſa phyſionomie démentoit de beaucoup ſon âge ; elle n'étoit pas beaucoup moins pâle qu'une morte, & elle ſe trouvoit tellement foible & abbatuë, que ne ſe trouvant en aucune maniere en état de recevoir, beaucoup moins de rendre des viſites, & compaparoître dans les aſſemblées, elle n'avoit pris pour ſon voyage, que les habits & les linges, dont elle devoit abſolument avoir beſoin: Mais par un effet auquel elle ne s'attendoit pas, & au grand étonnement de tout le monde, ces eaux n'arrêterent pas ſeulement le vomiſſement, mais en peu de jours raffermirent tout-à-fait les fibres trop relâches de ſon Eſtomac & des Inteſtins ; tous les levains des viſceres ſe ranimérent dans le même temps, la chaleur naturelle ſe reveilla, ſon teint reprit ſa couleur naturelle ; & en un mot, elle retourna chez elle la plus contente du monde.

Si jamais remede fut juſtement recommandé pour la cure de la gravelle, ce ſont les Eaux de Spa : cependant ces mêmes Eaux, quoi que diuretiques, arrêtent bien ſouvent, comme j'ai dit, l'incontinence d'urine, & le diabete ; ce que j'aurois eu peine à croire, ſi je n'avois été convaincu de cette verité, tant par l'experience ſuivante , que par quelques autres, que mon Pere m'a fait la grace de me communiquer du depuis.

J'avois avec mondit Pere vû pluſieurs fois une Dame Bernardine atteinte d'un flux d'urine ſi copieux, qu'on ne pouvoit en tirer qu'un prognoſtic très-fâcheux , par les ſymptômes qui l'accompagnoient : on ne negligea rien pour arrêter ou moderer ce flux ; & s'il fut opiniâtre, on ne le fut pas moins dans l'ufage des remedes, dont quelques-uns, mais fur tout, la poudre d'Heriffon lui ordonnée par mon Pere, produifirent de très bons effets, mais feulement pour un tems.

Monfieur Mariane un des plus anciens Medecins de cette Ville, & homme de longue experience, Parent de ladite Dame, lui confeilla de boire les Eaux de Spa : Elle en fit la propofition à mon Pere, qui ne voulut pas d'abord les approuver, ni les defapprouver, pour ne s'en être jufques-lors fervi en cas pareil, mais il lui dit de les effayer pendant quelques jours ; ce qu'elle fit avec tel fuccès, qu'elle en fut entiérement rétablie, & ce fans recheute, depuis plufieurs années.

C'eft ici qu'on peut dire avec *Wedelius amænit. med. l b. 1. fect. 3. cap. 7*, que ces fortes d'Eaux font fouvent, a la confufion des Medecins, l'afyle, & le dernier remede des maladies.

Je pourrois citer quantité d'experiences & d'obfervations de cette nature ; mais comme tout le monde qui connoît ces Eaux & leurs vertus, connoit la verité de tout ce que je viens de dire ; & comme d'ailleurs les perfonnes dont j'ai fait mention, font encore

toutes en vie, je n'ai pas befoin d'autre
preuve que de la verité qu'elles peuvent at-
tefter, ni d'en citer davantage : cependant à
mon avis, il eft à propos, fans craindre d'en-
nuyer le Lecteur, de raporter encore une
obfervation très-digne de remarque.

Madame la Comtefle de Gymnich vint
en Juillet 1711. par ordonnance de mon
Pere, à Spa, pour y boire les Eaux à la fource. Il n'y avoit que 4 ou 5 jours lors de fon
arrivée qu'elle avoit crû mourir, en chemin
faifant, (car elle venoit de delà le Rhin)
Elle avoit gagné une fluxion fur la poitrine,
mais des plus violentes, qui jointe à fa grande foiblefle, firent fouhaiter à mon Pere
qu'elle ne fût pas arrivée. Elle avoit, outre
cette fluxion & la foiblefle, une fiévre double-tierce, des coliques convulfives très-vio-
lentes qui la r'attaquoient periodiquement,
& dangereufement tous les quatre jours,
outre des cardialgies, ou douleurs d'eftomac
infupportables, & quotidiennes, avec une
tumeur confiderable à la region de la ratte.

Mon Pere qui ne crut pas que de quelque
tems elle feroit en état de boire les Eaux,
auroit bien fouhaité d'abord qu'elle fût chez
elle, où elle n'étoit guéres en état de retourner ; mais au bout de deux jours qu'il
eut bien examiné, comme il fait chaque an-

née les Eaux des 3 Fontaines, & ayant trouvé que celles de Geronstter ne se teignoient
pas comme a l'ordinaire avec les feüilles de
chêne , qu'elles étoient devenuës plus soul-
freuses & moins vitrioliques, il n'hésita plus
du tout à les lui faire boire.

Elle avoit actuellement une espece de
colique avec une douleur très-vive à l'estomac, lors qu'il lui en fit boire un verre de 4
à 5 onces, qui ne diminua, ni n'augmenta
les douleurs; un quart d'heure après, elle
en reprit un second, des effets duquel elle
ne se loüa, ni ne se plaignit.

Son Medecin ordinaire, l'un des plus sça-
vans & des plus experts que nous avons aujourd'hui, mais qui n'avoit pas trop bonne
opinion de nos eaux , pour ne les avoir pas
souvent pratiquées , lui avoit bien serieuse-
ment recommandé d'en boire très-peu à la
fois, & lui avoit absolument défendu de les
boire froides , ce qui n'embarrassoit pas peu
mon Pere ; car d'un côté il se trouvoit obligé
de faire chauffer un gobelet de vermeil dans
lequel on versoit l'eau qu'elle bûvoit au même
instant ; & de l'autre, elle ne vouloit en boire qu'une quantité si petite, qu'il eût été
impossible qu'elle fournît à la guérison de
tant & de si grands maux.

Nonobstant cette prévention contre la
quan-

quantité d'eau que mon Pere vouloit qu'elle bût, elle paſſa au troiſiéme verre, qui diminua fort notablement les douleurs, de ſorte qu'il n'eut pas grande peine à lui faire boire enſuite le quatriéme & dernier, dont elle ſe trouva ſi bien, qu'elle dit qu'il lui paroiſſoit, que ſi elle avoit toûjours de l'eau dans le corps, elle ne ſe plaindroit pas.

Elle reconnut dans la ſuite qu'elle avoit eu raiſon de parler de la ſorte, puiſque les douleurs diminuoient toûjours à meſure qu'elle bûvoit de l'eau, & ne revenoient qu'après que les effets d'icelles étoient paſſez avec elles ; ce qui lui fit ſouhaiter, au lieu de ſe contenter de la très-modique quantité lui préſcrite par ſon Medecin ordinaire, qu'on pût encore les boire les après-midis, comme les matins.

Si les eaux calmoient la violence des douleurs, elles n'alloient pas moins à la deſtruction de leurs cauſes ; veu qu'on a reconnu & obſervé diligemment, que quoi qu'elle bût tous les jours la même quantité d'eau, les douleurs qui avoient accoûtumé les premiers jours à ſe faire reſſentir dès que l'eau étoit paſſée, ont revenu de jour en jour plus tard, juſqu'à ce qu'elles ont entiérement ceſſé. Ce qu'avoient fait en très-peu de tems la fluxion ſur la poitrine, & la double-tierce.

Je me crois obligé d'avertir, que si les douleurs ont continué à revenir pendant les premiers jours d'abord que les eaux étoient paf-
sées, elles ont feulement commencé à revenir plus tard, au moment que par les ordres
de mon Pere, elle les a bû tout-à-fait froides de la fource avec un verre bien froid : &
mon Pere & moi avons toûjours remarqué la
même chose à tous ceux qui les ont bû des
deux maniéres; de quoi je prie un chacun
de fe fouvenir, & de ne fuivre pas, en chauf-
fant ou faifant tiédir les eaux, le fentiment
des Medecins, qui ne font pas attention à la
fermentation, qui fe fait au fein de la terre
dans les eaux qui s'y impregnent de divers
mineraux, & qui ceffe, ou tout au moins di-
minuë fenfiblement, très-peu de tems après
qu'elles font forties de leurs fources: ce qui
paroît évidemment, fi on goûte les eaux pui-
fées depuis un feul quart d'heure, & celles
qui fe puifent là-même de la fource, qui fe
trouveront fort differentes au goût, & à la
force qu'elles ont d'envvrer ; qui ne fçavent
pas que la moindre tiédeur, & n'approchant
nullement de la chaleur de l'eftomac, les met
en un inftant en un mouvement très-vifi-
ble, & leur fait perdre leurs forces; qui n'ont
pas remarqué qu'une eau qui aura demeuré
quelques heures dans une chambre où l'on

fait du feu, n'entête, ou n'enyvre jamais, comme elle fait lors qu'elle vient de la source, où ces mêmes Medecins, aussi-bien que tous autres sans exception, assurent que les eaux minerales sont incomparablement meilleures, qu'étant puisées d'un seul quart d'heure ; de sorte que de leur propre aveu, il s'ensuit de necessité qu'elles doivent être fort alterées, quand elles sont en quelque maniére imaginable, chauffées ou tiédies, ou même qu'elles ont reposé quelques heures dans une chambre à feu. Enfin, qui ne sçavent que le froid actuel, est de soi-même souvent très-utile dans des catarrhes, & dans diverses relaxations des parties internes des premieres voyes ; & que d'ailleurs, on peut prévenir toutes sortes d'inconveniens, en les bûvant à petits verres, & en mettant une serviette chaude sur l'estomac ; & je sçai que mon Pere défend avec raison, ou n'accorde que très-difficilement, & à regret (à moins d'une douleur de dents, qui soit capable d'empêcher le malade de boire absolument froid) qu'on fasse chauffer un gobelet, dans lequel on verse l'eau froide pour la boire à l'instant ; ou qu'on ajoûte quelques gouttes d'eau chaude, à chaque verre de froide. C'est pourquoi, je ne sçai assez admirer la pratique de ceux, qui ne se contentent pas de la chauffer, mais qui mettent les bouteilles dans l'eau chaude sans bouchon, par où les eaux perdent tout ce qu'elles ont de volatile & de meilleur.

Si elle s'est bien trouvée de ces eaux pendant tout le tems qu'elle les a bû, elle en a encore reflenti des effets fenfibles dans la fuite, puis qu'au lieu que les accès, qui depuis plufieurs années, nonobftant tous les foins & la vigilance des plus habiles Medecins, revenoient reguliérement de quatre en quatre jours, ne font revenus que trois feules fois, & avec moins de violence en tout un an; au bout duquel elle eft revenuë à Spa, d'où elle partit fort contente de leurs effets.

Ce font de pareilles merveilles; ce font les effets d'un remede fi fimple, mais fi puiffant, qui furpaffe de loin ceux que la main des Artiftes nous prépare, qui ont jufqu'ici fait envier au Pays de Liége, un fi grand tréfor.

Si des effets fi differens, fi grands, & fi extraordinaires que ces eaux produifent, ont d'un côté donné de la jaloufie aux uns, elles ont de l'autre évertué les curieux & les fçavans à faire la recherche de diverfes fources, qui participent du Mars, dans l'efperance d'y trouver par les mêlanges des autres mineraux qui s'y rencontrent avec celui-ci, dequoi foulager & guerir les maux que les remedes pharmaceutiques, qui font en horreur à plus des trois quarts du monde, ne gueriflent point du tout, ou très-rarement.

Le voifinage des Fontaines de Spa, qui participent plus ou moins du Mars dans l'une que dans l'autre, & la grandiffime quantité de fources martiales qui fe trouvent au Païs de Liége, ont excité particulierement nos Medecins à travailler à la découverte des qualités & vertus de plufieurs d'icelles.

Pline, dans le 3 1. liv. de fon hift. nat., leur a donné occafion de rechercher la fontaine dont il y fait mention, & que les uns prétendent être à Spa, & les autres à Tongres, ce qu'il ne s'agit pas de difcuter ici, puis que cette queftion n'ôte ni ne donne rien aux bonnes qualités & aux vertus des Eaux d'icelle, & que d'ailleurs elles produifent l'une & l'autre les effets marquez par ce Naturalifte, avec cette feule diftinction que les Eaux de Spa purgent ordinairement par les urines, & celles de Tongres plus fouvent par les felles. & qu'il eft fort inutile de la difcuter, & très-difficile, fi pas impoffible, de la décider au jufte.

Cette recherche a fait voir que les Eaux de Tongres, ont leur merite auffi bien que celles de Spa, & l'analyfe qui en a été faite

publiquement par 32. Medecins, tous ex-
preſſement convoquez hormis le dernier, qui
croyant ſon aprobation neceſſaire, a trouvé à
propos de s'y rendre, a perſuadé & convaincu tout le monde, que Dieu avoit voulu gra-
tifier le Païs de Liége des choſes les plus uti-
les & les plus neceſſaires au rétabliſſement
des pauvres malades,& à la conſervation de
la vie de l'homme, puis que pendant que d'un
côté, les Eaux des diverſes Fontaines de Spa
fourniſſent à la cure d'une infinité de maladies, cauſées par differens ſels & par mille
ſortes d'obſtructions, nous trouvons dans
celles de Tongres, un aikali martial très-
convenable dans la cure de quantité d'autres
cauſées par differens acides.

Après une experience ſi longue des vertus
& bonnes qualités des Eaux de Spa ; après
le témoignage de tant d'habiles Medecins,
qui ont fait l'analyſe des Eaux de Tongres,
& qui ſe ſont déclarés pour leurs bonnes qualités differentes de celles des Eaux de Spa,
qui ſeroit-ce qui n'auroit pas juré, que ces
Eaux ſeroient de plus en plus venuës en ré-
putation dans les Païs éloignés. C'eſt de quoi
on n'auroit pû douter, ſi deux cauſes n'a-
voient fait contre ces Eaux ſalutaires.

La guerre & la miſere commune qui l'ac-
compagne, ont fort depeuplé la Fontaine de

Tongres aussi bien que celle de Spa, mais il
y a tout sujet d'esperer , qu'une Paix rame-
nera la tranquillité & l'abondance , & ren-
dant les chemins plus surs, les Etrangers se
rendront en plus grande foule aux sources de
ces Fontaines.

Outre le tort que la guerre a fait aux Eaux
de Spa , nous travaillons à les perdre nous-
mêmes : oüi , ce sont de nos propres Marchands, ce sont de nos Patriotes, qui pour
contenter leur maudite avarice, ne recher-
chent nullement ce qui peut être utile à leurs
freres ou avantageux à leur Patrie, mais qui
consultant seulement leur interêt , tachent ,
pour éviter de payer un impôt très-modique
sur les Eaux de Spa (dont la moitié s'appli-
que à la réparation des chemins & aux en-
tretenances des fontaines, un quart au soulagement des pauvres du lieu, & l'autre à l'E-
glise & autres œuvres pieuses , selon les oc-
casions & occurences des temps,) tachent,
dis je, de s'enrichir, en débitant & vendant
sous le nom d'Eaux de Spa celles de Chevron ou Bru, qui n'ont jamais été en vogue,
ni par conséquent sujettes à aucun impôt,
quoi qu'ils en ayent exigé le payement des
Etrangers qui ont demandé des Eaux de Spa,
& pour quels mieux persuader du payement
de l'Impôt susdit, plusieurs n'ont pas oublié,

ſans craindre la peine capitale auquelle ils s'expoſoient, d'appliquer effrontément un faux ſignet aux Armes de S. A. ſur le même modele qu'eſt fait celui dont on marque toutes les bouteilles qui s'empliſſent à Spa , ce qui a donné lieu au Mandement du Conſeil Imperial, dont voici la teneur.

LES CHANCELIER,

& Gens du Conſeil Privé de la Principauté de Liége, authoriſez par Son Excellence & le Chapitre Cathedral , enſuite de la Commiſſion du Sereniſſime Viçaire de l'Empire &c.

„ Voulant prévenir le préjudice & les trompe-
„ ries, qui arrivent très-ſouvent par la ſubſtitu-
„ tion des Eaux étrangéres, qu'on ſe préſume de
„ debiter ſous le nom d'Eau de Spa, enſorte que
„ les malades ſe trouvent fruſtrez de leur eſpe-
„ rance, & les Etrangers rebuttez de venir en ce
„ Païs, pour y trouver le remede convenable à
„ leurs maladies : Nous deffendons très ſerieuſe-
„ ment à toutes perſonnes, de quelque qualité ou
„ condition qu'elles puiſſent être, d'apporter ,
„ voiturer, vendre, ou debiter en cette Cité &
„ Païs de Liége aucune Eau mineralle ſous le
„ nom de *Pouhon, Geronſter*, ou *Sauvenier*, ſans
„ le Cachet ordinaire, & ſans être muni au ſur-
„ plus d'un Certificat du Magiſtrat de Spa, le-
„ quel devra être donné *gratis*, & contiendra la
„ qualité & quantité deſdites Eaux, & la dâte
„ qu'elles auront été puiſées : le tout à peine de

„ confiscation des bouteilles & barilles, & de 20.
„ florins d'or d'amende, pour chaque contraven-
„ tion : Ordonnant, tant au Gouverneur de Fran-
„ chimont, qu'à tous autres Officiers, Hauts &
„ subalternes, de tenir la main à l'execution de la
„ présente. Fait audit Conseil le 6. Juillet 1711,

R O S E N Vt.

Lieu du († Séel.

G. DE SLUSE.

C'est ce faux Cachet qui a d'abord & pendant quelque temps trompé tout le monde,
qui a été la source de tant d'incommoditez,
pour ne pas dire avec raison, la cause de tant
de morts : c'est l'usage de ces eaux distri-
buées sous le nom de celles de Spa, qui a fait
décrier celles-ci. auxquelles tous ceux qui
croyoient en avoir bû ont innocenment at-
tribué les facheux & funestes effets qu'ont
produit celles de Chevron, convenables à
peu de personnes, comme il conste de la Déclaration du College des Medecins de Liége,
dâtée du 7. Septembre 1711., qui se voit
pag. 22. de ce petit Traité. C'est le peu de
succès que l'on a trouvé dans l'usage des Eaux
qu'on a crû de Spa, c'en sont les tristes suites
qui ont suggeré à nos vendeurs d'eau nou-
velle, de crier publiquement que les Eaux de
Spa avoient perdu leurs anciennes vertus, de

quoi il conſtoit, à leur dire, de ce qu'elles ne
ſe teignoient plus ſi fort avec la noix de galle qu'elles avoient fait du paſſé , pendant
qu'ils ſollicitoient quelques Medecins pour
avoir des déclarations en faveur des Eaux de
Bru, pour pouvoir les debiter ſous leur propre nom ſans emprunter celui de Spa.

Ils ſe ſont tellement flattez & aſſurez de
pouvoir obtenir telles déclarations, qu'ils ont
oſé impoſer par des imprimez & affiches publiques, que leurs Eaux avoient été par les
Medecins approuvées préferablement aux
Eaux de Spa.

Mais les Déclarations du College des Medecins ſpecialement convoqué en corps, ont
bien fait paroître du contraire, quoi qu'elles
n'ayent pas encore fait revenir tout le monde de cette impoſture, perſonne n'ayant crû
qu'on permît d'afficher des fauſſetez, ſi pré-
judiciables au bien public , & aux malades
en particulier. Ces atteſtations ſont fort po-
ſitives & en belle forme. En voici la teneur.

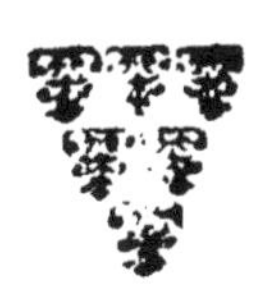

En l'Affemblée du Collège des Medecins de Liége,
fpecialement convoqués à la requête du Magi-
ftrat de Spa, au lieu accoûtumé le 7. Septembre
1711., pour declarer fon fentiment touchant
*les qualités des Eaux Minerales de Spa, & *
leur difference avec les Eaux de Bru dit Che-
vron, & pourquoi lefdites Eaux de Chevron
donnent plus de teinture étant tranfportées dans
les Païs étrangers, que celles de Spa.

„NOus les Medecins compofans ledit Collé-
„ ge, déclarons que les Eaux de Chevron
„ prennent plus de teinture avec la noix de galle,
„ que celles du Pouxhon de Spa, à raifon d'un
„ fel âcre, vitriolique & fixe, dont elles font im-
„ pregnées au delà de celles de Spa, qui ont un
„ vitriol de Mars beaucoup plus temperé par des
„ parties fulphureufes, qui émouffent leur acti-
„ vité, par où nous les eftimons incomparable-
„ ment davantage, ayant reconnu, & reconnoif-
„ fant tous les jours, que les plus vitriolées, où
„ l'acide prédomine ouvertement, ne fe pren-
„ nent pas impunément, par les perfonnes in-
„ commodées de maladies de poitrine, de ca-
„ tarrhes, & autres accidens, où un acide mor-
„ dicant peut être nuifible : raifon pourquoi nous
„ défendons l'ufage des fources qui fe trouvent
„ à la Fontaine d'Or, & à la Croix blanche dans
„ Spa, & de la Fontaine du Tonnelet (en diftant
„ environ demie heure) extrémement vitriolées
„ & piquantes, même au delà de toute autre à
„ nous connuë, & qui prennent avec la noix de

,,galle, une teinture très considerable, de quoi
,,nous venons de faire la preuve, ayant par là
,,beaucoup de rapport avec celles de Chevron;
,,toutes les personnes qui en ont usé pendant
,,deux ou trois jours, ayant été obligées de dé-
,,sister.

,, La Fontaine de Geronster ayant un vitriol
,,de Mars volatil, & abondante en soulfre de ce
,,Mineral, se prend utilement, avec des effets
,,surprennans dans les catarrhes les plus violens,
,,& dans quantité d'incommoditez de la poitrine;
,,ce qui ne se peut dire des eaux plus vitriolées,
,,qui au contraire les augmentent.

,, La Saviniére impregnée des mêmes princi-
,,pes, & n'ayant qu'un vitriol fort temperé, se
,,trouvent d'un grand succès à calmer les gran-
,,des effervescences du sang, à en corriger la
,,dyscrasie saline, & à éconduire le sable & le
,,gravier par la voye des urines : Le contraire
,,de quoi arrive aux eaux plus vitrioliques, qui
,,augmentent la fermentation des liqueurs.

,, De sorte qu'y trouvant des qualités plus tem-
,,perées, se prennant avec grand succès, & en
,,ayant vû (comme de la Geronster & du Poux-
,,hon) de bons & surprennans effets dans des
,,maladies très-differentes, outre les observa-
,,tions & les rapports sinceres que nous ont laissés
,,nos Frédecesseurs depuis plusieurs siécles, nous
,,jugeons que les Eaux de Spa sont en tout pré-
,,ferables à celles de Chevron.

,, Enfin, comme nous apprennons, que tous
,,les Etrangers sont persuadés que les Eaux de
,,Geronster & de la Saviniére ne se transportent
,,pas, & qu'elles ne sont pas de garde, nous a-
,,vons crû être obligés de déclarer, comme nous

„faiſons par cette, qu'étant bien conditionnées,
„c'eſt-à-dire, puiſées en un temps propre, &
„bien bouchées, elles ſe gardent pluſieurs an-
„nées dans leur entier. En foi de quoi nous
„avons ordonné à notre Greffier ſermenté, d'in-
„ſerer cette notre préſente Déclaration à notre
„Regître, & d'en donner une ou pluſieurs co-
„pies aux Bourguemaîtres de Spa, & autres,
„toutes les fois qu'il en ſera requis.

Lieu (†) du Séel.

A. ANRADE *Greffier du Collége de la Medecine.*

Il me paroît que cette déclaration eſt en aſſez bonne forme, pour convaincre le public de l'impoſture repriſe dans les affiches de nos Marchands, & les offres qu'ils ont faites au Magiſtrat de Spa, de ne faire emplir, ni d'envoyer d'autres eaux que celles de ce lieu, aux Pays étrangers, pourveu qu'on voulût leur faire grace d'une partie de l'Impôt ordinaire. Enfin, le cachet fait ſur le modéle de celui de Spa, qu'ils ont appliqué ſur les bouteilles qui s'empliſſoient à Chevron, ou Bru, font voir clairement qu'ils n'ont jamais debité ces eaux, comme meilleures que celles de Spa, mais comme plus propres à aſſouvir leur avarice, au grandiſſime détriment des perſonnes qui ſe ſont fiées à leur bonne ou mauvaiſe foi.

Comme ils ont eu l'adreſſe ou la malice de confondre toutes les Fontaines ſous le ſeul nom d'Eau de Spa , j'ai crû qu'il étoit de mon devoir d'informer le Lecteur , qu'il ſe trouve à Spa , & près de ce Bourg , beaucoup de ſources martiales , dont cinq ſont connuës par leur nom propre , ſçavoir le Pouxhon , la Geronſter , la Saviniere , le Watroz , & le Tonnellet , dont les 3 premieres ſont en très-grand uſage , rarement la quatriéme , & preſque jamais celle du Tonnellet , qui eſt la plus analogue , & qui a le plus de raport aux Eaux de Chevron.

Il faut ſçavoir de plus , que le Pouxhon , la Geronſter , & la Saviniere ne conviennent pas dans les mêmes maladies. 1. parce qu'elles ſont très-differentes entr'elles. 2. parce qu'il conſte par l'experience journaliére , que l'uſage d'une , eſt très-ſouvent pernicieux aux perſonnes , à qui l'uſage d'une autre ſeroit tout-à fait neceſſaire. 3. que le mauvais uſage qu'on fait indifferemment de l'une ou de l'autre , eſt très-dangereux. Le tout quoi ſe verifie par la reſolution du *Quæritur* , préſenté au Collége des Medecins de Liége , dont voici les copies.

QUÆRITUR.

On demande à Mrs. les Préfect, & Affesseurs
du Collège des Medecins, à Liège.

,, I. SI les Eaux de Spa font de même qualité
,,   que celles de Cheveron, ou de Bru, de
,,Nivarlez, de Pouhon en Ardenne, & autres
,,qui fe vendent à Liége, fous le nom des Eaux
,,de Spa.

,, II. Si les trois Fontaines ufuelles de Spa,
,,conviennent en qualité entre elles mêmes.

,, III Si l'ufage d'une, n'eft pas très-fouvent
,,pernicieufe aux perfonnes à qui l'ufage d'une
,,autre feroit très-falutaire.

,, IV. Si Meffieurs ne croient ou ne fçavent
,,pas que le mauvais ufage qu'on fait indiffe-
,,remment, eft très dangereux.

,, V. Si les vertus des Eaux de Spa, recon-
,,nuës depuis tant de fiécles, & fi recomman-
,,dées chez tous les étrangers, ne conviennent
,,dans une infinité d'incommodités, où les au-
,,tres peuvent être très-nuifibles.

,, VI Enfin, fi Meffieurs ordonnent fouvent
,,à l'exclufion de celles de Spa, les Eaux étrau-
,,géres ci deffus ; & fi aucun peut dire de les
,,avoir jamais préférées, ne tût dans des cas
,,extraordinaires, où la quantité & le poids de
,,Mars fût jugé neceffàire.

HUBERT MARECHAL *Bour-*
guemaître de Spa.

RÉSOLUTION.

EN L'ASSEMBLÉE du Collége des Medecins de Liege, convoquez à l'inſtance du Sr HUBERT MARICHAL, *Bourguemaître de Spa , & à ce Deputé par le Magiſtrat dudit Lieu , le 6. Juillet 1711. à huit heures du matin.*

„ LA-même nous étant préſenté un *Quæritur,*
„ contenant les ſix Articles ſuivans : Nous
„ les Préfeɛ & Aſſeſſeurs dudit Collége, diſons

   „ Au premier, qu'elles ſont fort differentes.

   „ Au ſecond, qu'elles ſont très-differentes.

   „ Au troiſiéme, qu'il couſte par l'experience
„ journaliére.

   „ Au quatre, que nous le ſçavons par notre
„ experience.

   „ Au cinq, qu'il eſt très-ſûr, & que l'expe-
„ rience l'a fait connoître.

   „ Au ſixiéme & dernier, déclarons de n'avoir
„ jamais préſeré les Eaux étrangéres à celles de
„ Spa ; même de ne les avoir jamais ordonné
„ qu'à de certaines perſonnes particuliéres, ca-
„ pables de les porter.

   „ Nous pouvons dire de plus, en reſultat du
„ prémis, que Nous, nos Confréres, les mala-
„ des, & tout le Public, ſont ſouvent trompés
„ par la ſubſtitution des Eaux étrangéres, qu'on
„ debite ſous le nom d'Eau de Spa ; par où les
„ Medecins ſe trouvent ſouvent accuſés d'igno-
„ rance, les malades fruſtrés de leur eſperance,
                        „ &

,, & les Etrangers rebuttés d'apporter du profit
,, à ce Pays; fans tous les autres inconveniens,
,, auxquels il feroit a fouhaiter qu'on apportât
,, les remedes convenables Ordonnant à notre
,, Greffier fermenté d'enregiftrer le préfent *Qua-*
,, *ritur* avec notre Refolution, & en donner
,, copie toutes les fois qu'il en fera requis, avec
,, appofition de notre Cachet ordinaire.

A. ANRAET, Greffier du Collége
des Medecins, par ordonnance.

Lieu (†) du Séel.

Faut-il maintenant s'étonner, fi les trois
quarts des perfonnes, à qui on a ordonné
de boire les Eaux des Fontaines de Spa, &
qui ne pouvant les boire fur les lieux, les
ont bû à Liége & ailleurs, fe font plaints
hautement de leurs mauvais effets, les uns
dès les premiers jours, les autres un peu plus
tard, & les autres fur la fin ou quelque temps
après. Combien d'afthmes, de toux très-
violentes, de fluxions dangereufes de poitrine, de maux d'eftomach & autres confi-
derables n'ont-elles pas caufé? pendant que
ceux qui les beuvoient à la fource même, ou
les recevoient bien conditionnées & de main
fure, fe font trouvez delivrez de pareils maux,
par l'ufage de la Geronfter, qui eft aujour-
d'hui autant martiale qu'aucune des autres,
& qui contient le plus de Mars en fubftan-
ce, comme on peut aifement reconnoître

G

de ſes feces calcinées & dépoüillées de leur
ſel vitriolique par le moyen de l'exiviation,
ſi on en aproche la pierre d'aiman, qui loin
d'avoir perdu de ſes anciennes vertus, eſt
devenuë (depuis qu'elle prend moins de teinture avec la noix de galle) beaucoup meilleure pour la gueriſon de ces ſortes de maux,
je veux dire, depuis que ſes eaux ſont devenuës moins vitrioliques & plus ſoulfreuſes,
ou bien depuis qu'elles n'ont plus de rapport
avec les eaux de Chevron, dont la grande
peſanteur ſe trouve inſupportable à la plûpart de ceux qui les boivent ; quoi que nos
Marchands ayent fauſſement inſinué par
leurs affiches publiques qu'elles avoient été
trouvées beaucoup plus legeres que celles de
Spa. Mais laiſſons ces Marchands à part, je
les crois aſſez punis par la découverte de leur
fourberie, & par la connoiſſance qu'on a du
tort qu'ils ont fait aux pauvres malades, à
qui les Eaux de Spa avoient été ordonrées
à propos par les Medecins, en envoyant en
leur place des eaux autant dangereuſes &
mal ſubſtituées que celles qu'on demandoit
auroient été ſalutaires. Et venons à nos Mercadans, je veux dire cette foule de petits
Marchands, qui vendent en Ville des Eaux
bouteille par bouteille.

Si nous examinons le nombre de ces Marchands en détail, & la grandiſſime quantité d'Eaux qui ſe boivent à Liége ſous le nom de celles de Spa ; c'eſt là que les tromperies & les qui pro quo nous ſauteront aux yeux, puis qu'ils conſte que de cette foule de Mercadans il n'y en a que très-peu qui ayent depuis un an receu de veritables Eaux de Spa, ce qui ſe verifie par le Regître de ce lieu, & que de ce petit nombre, il s'en trouve encore pluſieurs qui debitent d'autres eaux ſous le même nom.

Car ils ont trouvé le moyen d'accommoder tout le monde d'Eaux du Pouxhon, de la Gerouſter & de la Saviniere, en livrant à chaque fois & pour chacune de ces Eaux, les univerſelles de Chevron, d'où n'arrivent pas peu de deſordres, tels que peuvent juger ceux qui auront pris la peine de lire les Déclarations du College des Medecins de Liége, ci-devant marquées.

De ſorte que de quelque côté on regarde la plûpart de ces Marchands, de ces Mercadans des Eaux, on ne voit que des tromperies & des faux vendeurs. Mais j'apprens avec plaiſir que voyant leurs fourbes découvertes, & qu'on travaille à corriger des abus ſi dangereux, ils ont enfin pris la reſolution d'enfiler le chemin qui mene à la découverte des vertus des Eaux de Chevron, & j'apprens qu'on doit bien-tôt, c'est-à-dire avant la saison, faire part au Public de ce qu'on y a & aura decouvert de meilleur, avec plusieurs observations curieuses, bien au-delà des effets que produisent les Eaux de Spa, & qu'ils auront pour cela employé des Medecins qui auront long-temps pratiqué les Eaux, que je regarde comme un remede autant empirique que rationel.

Je veux bien, pour qu'ils ne produisent pas un ouvrage imparfait, & qu'ils n'encourent une juste critique, les avertir de quelques points qu'ils ne doivent pas oublier ; sçavoir.

1. De prouver que les Eaux de Chevron font plus legeres que celles de Spa, pour être plus Martiales.

2. Qu'un vitriol de Mars volatil & temperé, tel que celui qui se trouve dans les Eaux de Spa, moins convenable à quantité de maladies de la poitrine & autres, que le sel acre, vitriolique & fixe qui se trouve dans celles de Chevron.

3. Que le vitriol du Mars convient également ou convient son soulfre.

4 Qu'un vitriol tel qu'il se trouve dans les Eaux de Chevron, est utile aux personnes qui ont la poitrine foible, qui font sujets à la goute, au catharres & autres maladies de cette partie.

5. Que les Eaux de Spa ne fe tranfpor-
tent & ne fe gardent pas , nouobftant les
Déclarations du College.

6. Qu'en tout cas, on ne fçauroit les gar-
der en mettant un doit d'huiles d'amandes
douces ou d'olives, fur chaque bouteilles de
ces Eaux, ou couchant feulement les bouteilles fur les côtés, en forte que le goulon
foit parallele au fond.

7. Que les Eaux de Spa ont produit plus
de mauvais effets & moins de bons, depuis
le changement prétendu d'icelles.

8. Que les Eaux de Spa ont moins de
Mars que devant.

9. Qu'elles ont moins de forces & entê-
tent moins ceux qui les boivent un peu vite
qu'elles ne faifoient auparavant.

Qu'ils fe fouviennent enfin, qu'à moins
de prouver le contenu de ces 9 petits Articles, ils ne pourront éviter de chanter la
palinodie, & d'avoüer malgré eux la fauffe-
té des contenus de leurs Imprimés.

J'ajoûterai, outre ces advertences falutai-
res en faveur des Eaux de Chevron, qu'on
ne peut pas nier, qu'elles ayent quelque merite, comme fort martiales ; Et qu'en cer-
tains cas, & par raport aux perfonnes par-
ticulieres qui les boiront, c'eft-à-dire, aux
perfonnes robuftes, qui ont la poitrine &

l'eſtomac bon, & qui ne ſont ſujets aux catharres, aux fievres, aux grandes efferveſcen-
ces du ſang, & autres maux auxquels un vitriol acre eſt nuiſible, mais qui ſont ſimple-
ment remplis d'obſtructions groſſieres, terreſtres & mélancholiques, elles peuvent ſouvent produire de très-bons effets.

En attendant qu'on profite de ces bons
avis, je pourrai mettre en ordre & par écrit
les obſervations differentes que mon Pere &
moi ont fait, touchant les effets d'une & l'autre de ces Eaux, avec celles que quelques
Confreres ont bien voulu nous communiquer : mais je n'en marquerai aucune qui ne
regarde des perſonnes actuellement en vie,
qui puiſſent rendre bon témoignage de leur
verité.

FIN.

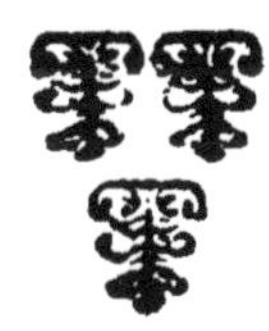